CONTRIBUTION

A

L'ÉTUDE DE LA LEUCÉMIE

(Étiologie — Pathogénie générale — Traitement)

SA NATURE INFECTIEUSE

PAR

LE Dr P. ANGEBAUD

de la Faculté de Médecine de Paris

PARIS

ALFRED LECLERC, EDITEUR

19, RUE MONSIEUR-LE-PRINCE, 19

—

1908

CONTRIBUTION

A

L'ÉTUDE DE LA LEUCÉMIE

(Etiologie — Pathogénie générale — Traitement)

SA NATURE INFECTIEUSE

CONTRIBUTION

A

L'ÉTUDE DE LA LEUCÉMIE

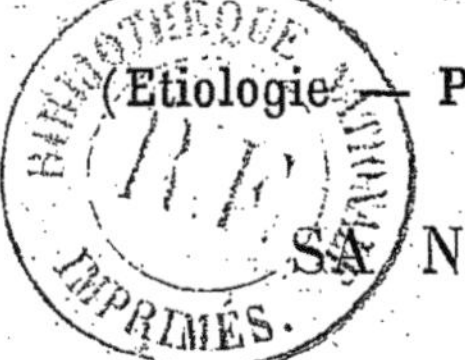

(Étiologie — Pathogénie générale — Traitement)

SA NATURE INFECTIEUSE

PAR

LE Dr P. ANGEBAUD

de la Faculté de Médecine de Paris

PARIS
ALFRED LECLERC, EDITEUR
19, RUE MONSIEUR-LE-PRINCE, 19

—

1908

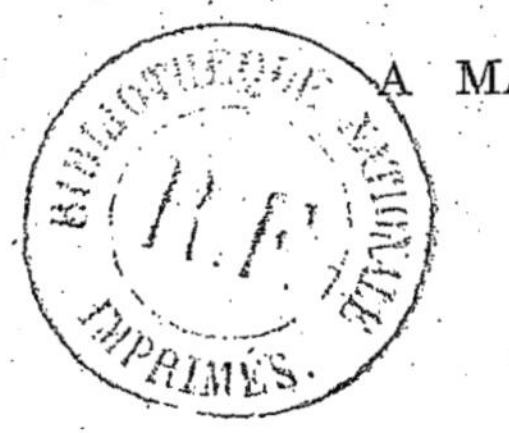

A MA GRAND'MÈRE

A MES PARENTS

A MON FRÈRE

A MM. LES PROFESSEURS

de l'Ecole de Médecine de Nantes.

A MM. LES MÉDECINS ET CHIRURGIENS

des Hôpitaux de Nantes.

A MES AMIS

A M. LE DOCTEUR ALLAIRE

Chef de service

d'Electrotherapie et de Radiographie

des Hôpitaux de Nantes.

M. LE PROFESSEUR DEBOVE

Commandeur de la Légion d'honneur
Médecin des Hôpitaux
Membre de l'Académie de Médecine
Doyen honoraire de la Faculté

dont les leçons cliniques sur la leucémie myélogène ont été pour nous d'un réel secours ; nous ont permis de répondre à des questions encore obscures et sont venues appuyer de leur grande autorité certains développements, maintes idées de notre thèse.

AVANT-PROPOS

C'est après avoir suivi et traité un cas de *leucémie myélogène,* et sur les conseils de notre excellent maître le *Docteur* ALLAIRE, *chef du service d'électricité médicale des Hôpitaux de Nantes* que nous avons entrepris ce travail.

Nous tenons à remercier ici tout spécialement ce cher Maître pour l'insigne bienveillance qu'il nous a constamment témoignée.

Nous prions également nos amis les *Docteurs* L. FORTINEAU, *chef des Travaux de bactériologie à l'Ecole de Médecine de Nantes et* CH. FORTINEAU de vouloir bien agréer nos bien sincères remerciements pour l'amabilité et l'extrême complaisance avec lesquelles ils nous ont communiqué les résultats et les observations bactériologiques qu'ils ont pu faire en cette circonstance.

CONTRIBUTION A L'ÉTUDE DE LA LEUCÉMIE
(ÉTIOLOGIE — PATHOGÉNIE GÉNÉRALE — TRAITEMENT)
SA NATURE INFECTIEUSE

INTRODUCTION

et de quelques considérations sur la Leucémie. — La Leucémie en Pathologie actuelle.

La leucémie est encore au nombre des affections imparfaitement ou mieux incomplètement connues. Tel est, nécessairement l'opinion de celui qui, aujourd'hui encore, parcourt sans idées préconçues les diverses publications parues sur ce sujet.

En Pathologie, en effet, pour qu'un sujet soit suffisamment exposé il faut que les importants chapitres d'*Etiologie, et pathogénie générale, de Symptomatologie, d'Anatomie pathologique, de traitement, etc.*, qui s'y rapportent soient sinon largement du moins tous traités d'une façon satisfaisante et surtout ne renferment plus d'hypothèses laissant prise à la discussion.

Un instant, la découverte des heureuses influences, exercées par les Rayons de Rœntgen, sur les malades atteints de cette affection, permirent d'espérer, que grâce aux nombreux travaux qui devaient être tentés à ce sujet, un jour nouveau allait luire sur la question toute entière.

Nombreuses en effet, ont été les expériences faites au point de vue traitement ; souvent même elles ont suscité d'autres travaux tendant à réaliser les premières espérances et jetant un éclair sur les autres points encore obscurs de ce sujet ; mais toujours quelques questions sont restées sans réponse et des problèmes importants sans solutions.

Prenons un traité de la leucémie, le plus récent et partant, si possible, le mieux informé, le plus documenté sur cette question ; à côté d'une anatomie pathologique étendue, claire, suffisamment précise, d'une symptomatologie aussi détaillée que nous pouvons le désirer, nous sommes surpris de trouver des chapitres que les points d'interrogation remplissent encore, si même leur nombre n'augmente pas tous les jours, et où l'hypothèse règne en maîtresse absolue.

Etiologie et Pathogénie générale lisons-nous en tête, de l'un des chapitres de tout article sur la leucémie (comme nous le trouvons toujours du reste, là où il s'agit de Pathologie), mais les lignes qui suivent ce titre sont brèves livrant à vos réflexions maintes hypothèses, en un mot bien peu faites pour éclairer votre religion ou vous permettre d'en avoir une ! Mais il a été impossible de passer ce chapitre sous silence parce qu'il était nécessaire de suivre une division consacrée par l'usage et que le lecteur devait être prévenu que sur ces questions importantes la science médicale était sans réponse et l'invitait lui-même à la recherche !

... « *Malgré les nombreuses recherches que cette maladie a suscitées depuis une dizaine d'années au point*

*de vue clinique, anatomique, expérimental et bactério-
logique que d'inconnus sa pathogénie ne cache-t-elle pas
encore* (¹Brouardel).

... « *Nous ne savons rien des causes prédisposantes
de la leucémie* »... « *Il vaut mieux avouer que nous ne
savons rien de la pathogénie de la leucémie myéloïde* »...
(Ménétrier et Aubertin, — « *La leucémie myéloïde* »
— p. 12 et 146)...

Il est une autre partie de la leucémie qui jadis laissée
aux réflexions de chacun et plus ou moins à l'initiative
personnelle est sortie depuis quelques années du domaine
des hypothèses et s'éclaire peu à peu à la lueur des
rayons X... nous voulons parler du traitement.

Nous ne ferons pas l'historique de la question. Née en
Amérique en 1902 avec Pusey (1) et Senn (2), elle a été
reprise par Arhéus et Krone, en Allemagne..., etc., puis
en France par Aubertin et par Béclère, dont l'élève
Beaujard fit sur ce sujet sa thèse inaugurale (3).

Disons cependant que les résultats obtenus par cette
méthode se sont montrés à ce point satisfaisants que
Belot, du laboratoire Béclère et assistant de radiologie
à l'hôpital Saint-Antoine, pouvait, au Congrès de Lyon
(2-7 août 1906), terminer son rapport sur « les *Rayons
de Rœntgen et les affections des organes hématopoïétiques* » (Leucémie et pseudo-leucémie) par cette phrase :

... « *A mon avis, un médecin qui prive un leucémique*

---

(1) *Journ. of. Am. Méd. Assoc.*, 12 avril 1902.
(2) *New-York, Méd. journ.*, 18 avril 1903. *Méd. Rec.*, 22 août 1903.
(3) *Thèse*, Paris, année 1905, 21 juillet.

de cette médication commet une faute aussi grave que celui qui ne donne pas de mercure à un syphilitique. »

Nous ne nous attarderons pas aux côtés connus de cette question de la leucémie, nous les laisserons dans l'ombre, renvoyant ceux qui nous feront l'honneur de lire notre thèse, à la « *leucémie myéloïde* » de MÉNÉTRIER et Ch. AUBERTIN, déjà citée à la thèse de DELACROIX (1), ou à celle de BEAUJARD (2).

Nous traiterons donc surtout de l'*Etiologie et pathologénie générale* nous réservant toutefois la liberté, en terminant notre travail, d'ajouter quelques considérations sur le *traitement* de cette affection par les rayons de Rœntgen et de signaler quelques cas particulièrement heureux, encouragement indiscutable à continuer ce mode thérapeutique. Nous aidant, pour mener à bien notre tâche, des diverses observations et expériences déjà publiées, et que nous avons pu rencontrer et recueillir au cours de nos bien modestes recherches bibliographiques, ainsi que des quelques faits que nous-mêmes avons été appelé à observer, lors de notre stage hospitalier dans le service d'Electrothérapie du Docteur ALLAIRE, de Nantes, où, comme nous l'avons déjà dit, en tête de ce travail nous avons eu occasion de suivre et de traiter un cas de leucémie splénique myélogène.

---

(1) DELACROIX. *Thèse*, Paris, année 1905, 9 février.
(2) BEAUJARD. *Thèse*, Paris, 21 juillet 1905.

L'introduction de la leucémie dans la pathologie médicale par Bennett (1) et Virchow (2), en 1845 fut bientôt le signal de discussions et d'hypothèses. Ce qui avait particulièrement frappé ces deux observateurs parmi les nombreux symptômes de cette affection, était la couleur blanchâtre du sang, d'où les deux noms de *leucocythémie* donné par Bennett et de *leucémie* créé par Virchow. Mais à côté de ce symptôme d'une réelle valeur il est vrai et qui avait su captiver l'attention des deux savants, existaient d'autres signes dont l'importance ne pouvait longtemps encore passer inaperçue. Entre autres nous voulons parler de l'exubérance plus ou moins marquée du tissu adénoïde. Bonfils (3), en 1856 et Cossy (4), en 1861, firent eux-mêmes cette remarque et notèrent même que cette hypergenèse de tissu lymphoïde n'était nullement accompagnée de leucémie, Ranvier donne le nom de *lymphadénie* à ce processus morbide et Trousseau, en 1856, celui *d'adénie* (5). Or, avait-on affaire à deux affections bien distinctes : leucémie d'une part, lymphadénie de l'autre ? Actuellement, l'accord semble s'être établi : « *aujourd'hui,*

---

(1) J.-H. Bennett. *Edimburgh Med. and Surg. journ.*, 1845, vol. LXIV, p. 400.

(2) Virchow, Froriep's Notizen 1845, n° 780.

(3) Bonfils. Réflexions sur un cas d'hypertrophie gang. génér. (Soc. méd. d'obs. de Paris. 1856).

(4) Cossy. Mém. pour serv. à l'hist. de l'hyp. simp. plus ou moins généralisée des gang. lymp. sans leuc. (Echo méd. t. V. Neuchatel 1861).

(5) Pour compléter les idées émises dans tout ce paragraphe, nous ne saurions mieux faire, croyons-nous, que de renvoyer le lecteur au manuel de Pathologie interne du Professeur Dieulafoy (T. IV pages 549 et suivantes) dont nous ne faisons ici qu'exprimer l'opinion.

*la question longtemps pendante entre les unicistes et les
dualistes est définitivement jugée ;* la *lymphadénie* est
aleucémique ou *leucémique* (Brouardel et Gilbert, traité
de médecine et de thérapeutique) et c'est à Jaccoud (1), que
nous sommes redevables de cette dernière solution. Pour
cet auteur, en effet, ainsi que pour Wenderlich et Ranvier
la multiplication des globules blancs est un épiphénomène
pouvant survenir ou non au cours de la lymphadénie et
d'après Cornil « la *leucocythémie et l'adénie sont deux
variétés d'une même espèce morbide.* »

Il nous a semblé nécessaire de revenir sur ces questions et de les rappeler aussi brièvement que possible au
début de ce sujet. Les causes possibles de la lymphadénie pouvant sans doute nous éclairer sur l'étiologie de la
leucémie qui, nous venons de le dire, l'accompagne souvent.

Si d'autre part nous consultons le chapitre de la leucémie dans un traité de pathologie actuel, nous y trouvons là encore plusieurs divisions répondant à trois ou
quatre variétés dans l'affection : leucémie myéloïde, leucémie aiguë, leucémies lymphatiques, leucémies atypiques,
lisons-nous (2). Dans le travail qui va suivre, nous aurons
peut-être plus spécialement en vue la leucémie myéloïde,
ayant eu occasion d'étudier particulièrement, cette variété,
mais n'était-il pas utile de citer, au moins, ici toutes ces
variétés qu'un lien si intime semble réunir. « *De par la
clinique on n'a donc pas le droit de séparer la leucémie
aiguë de la leucémie chronique* » (Gilbert et Weill) (3).

---

(1) Cliniques de Lariboisière 1873, Jaccoud et Labadie-Lagravé.

(2) Pratique médico-chirurgicale T. IV, (p. 98-110).

(3) Gilbert et Weill. Arch. de méd. exp., T. XI, p. 157 à 225, 1899.

Sa fréquence. — Influence du sexe, de l'âge et du
climat. — Ses causes occasionnelles

Comme nous l'avons indiqué plus haut, la découverte
des rayons X, a ramené à l'ordre du jour la question leucémique et surtout depuis 1902, les cas signalés ont été
particulièrement nombreux. Doit-on admettre la nou-
veauté de l'affection et son extension plus rapide ? ou
n'est-il pas plus sage d'avouer que ces études nouvelles
et plus précises de la leucémie ont éveillé l'attention du
médecin et lui ont fait découvrir des cas qui auraient pu
sinon lui échapper, du moins, qui nécessairement seraient
restés dans l'ombre étant donné le peu de succès de l'an-
cienne thérapeutique en cette occurrence.

La leucémie est-elle vraiment une affection très *rare* ?
Sans doute ne les comptons-nous pas comme les fièvres
thyphoïdes ou les pneumonies dans les services hospita-
liers, mais pour notre part (peut-être avons-nous été un
privilégié de la fortune ou du hasard) nous avons eu con-
naissance de quatre cas typiques durant notre stage hospitalier dans les hôpitaux de Nantes (1).

Et nous admettrons volontiers que dans les services

------

(1) Sur ces quatre cas nous trouverons au cours de ce travail une observation
détaillée, pour des raisons très spéciales, il nous a été impossible à notre grand
regret de publier les trois autres.

des hôpitaux de Paris, les cas de ce genre doivent se trouver plus fréquemment encore, autrement, il faudrait admettre que nous subissions la loi des séries ou que notre région est sous ce rapport plus favorisée que d'autres. Chose possible mais à vérifier cependant. HAYEM, n'a-t-il pas certifié que la leucocythémie était plus fréquente en Allemagne ? Cette distinction de pays ne pourrait-elle pas s'appliquer aux différentes régions d'un même Etat.

L'*homme* semble être plus fréquemment atteint que la *femme* et payer à cette maladie le plus lourd tribut. En effet, dans les quatre cas que nous avons cités, les quatre malades étaient du sexe masculin et sur cinquante et une observations que nous avons examinées, nous avons trouvé trente hommes pour dix-sept femmes et nous trouvons ces malades surtout dans la classe ouvrière : boulangers, terrassiers, tuiliers, postiers.

L'*Enfant* lui-même, ne saurait être épargné et la littérature médicale nous en offre de nombreux exemples : BIENNER (1), a vu la leucémie chez deux sœurs de trois à quatre ans et demi. — SENATOR, chez deux jumeaux de un an et demi et chez une fillette de six ans et demi. — EICHHORST, chez un enfant de quatre ans, dont le frère était mort de la même maladie à douze ans, WEILL (2), nous rapporte l'observation d'un cas de leucémie à forme pseudo-scorbutique chez un enfant de trois ans. —

---

(1) BIENNER. Société de médecine berlinoise, séance du 17 juillet 1907.
(2) WEILL. *Lyon méd.* 1906, n° 14, p. 709.

Benjamin et E. Sluka (de Vienne) (1), dans une monographie fort bien faite nous font remarquer avec juste raison la relative fréquence de la leucémie chez l'enfant. D'après ces auteurs la forme la plus fréquemment observée serait la leucémie lymphatique aiguë. La leucémie lymphatique chronique n'aurait jusqu'ici jamais été observée sauf après la puberté. Quant à la leucémie myéloïde qu'autrefois l'on pensait être absolument l'apanage de l'âge adulte on l'a trouvée également dans la seconde enfance. — Jeanselme et E. Weill (2), ont écrit l'histoire d'un enfant de neuf ans qui succomba en quinze jours de la leucémie aigüe.

Nous la trouvons à un âge beaucoup plus jeune encore, au berceau, à la naissance, voire même *in utero* avec Pollmann(3), Gilbert et Weill(4), Siefart (5), Jaksch(6), Sanger (7). Dans ces diverses observations les enfants vinrent morts ou moururent peu après l'accouchement.

Si maintenant, nous cherchons les causes occasionnelles de la leucémie et que pour arriver à ce résultat, nous parcourions les nombreuses observations déja publiées, nous trouvons successivement : les traumatismes, les chagrins, la grossesse. Green observa cette affection

---

(1) Benjamin et Sluka. La leucémie dans l'enfance. Jahrbuch. f. Kinderheikunde, 1907, n° supp. p. 253-299.

(2) Jeanselme et E. Weill. *Presse médicale*, 1904, samedi 24 février.

(3) Follmann. Ein Fall von Leukœmie beim Neugeborenen (*Munch med. Woch II*), janvier 1898.

(4) Gilbert et Weill. Arch. de méd. expérim. 1899, T. XI, p. 157-225.

(5) Siefart. OEdeme du placenta et leucémie fœtale (Monats. f. Geb. u. Gyn. 1898, vol. 8, n° 3, p. 21.

(6) Jaksch. Centralbl. f. Gyn, 1898, n° 26.

(7) Sanger. Genellschaft f. Gaburt shilfe im Leipzig, 1881, d'après Central. f. Gyn. 1881 (L. 371).

chez deux sœurs qui l'une et l'autre étaient enceintes, le refroidissement, le surmenage, les troubles intestinaux, l'alcoolisme, le mauvais état du tube digestif (TRIBOULET et LIPPMANN) (1) (BOINET) (2).

Les maladies infectieuses telles que la syphilis STUHL (3), (TRIBOULET et DELACROIX (4) la tuberculose, la fièvre typhoïde, l'impaludisme jouent encore un certain rôle dans l'éclosion de cette affection.

Signalons également les écoulements chroniques de l'oreille (VIRCHOW) et du nez ; et disons de suite que tel fut le début de la leucémie observée chez le malade que nous avons particulièrement suivi et dont nous exposons plus loin l'observation détaillée. Depuis quatre ans, en effet, il était atteint d'une sorte de coryza, sinusite peut-être, il n'avait qu'à pencher la tête en avant pour voir un liquide purulent lui tomber du nez.

Telles peuvent donc être les causes occasionnelles, telles sont du moins celles qui jusqu'à ce jour ont été relatées dans les diverses publications faites sur ce sujet.

Si maintenant nous poursuivons nos investigations, si nous voulons pénétrer la nature intime de la leucémie et chercher quelles sont ses causes réelles, nous sommes

---

(1) TRIBOULET et LIPPMANN. Soc. méd. des Hôpitaux, 6 décembre 1901, p. 1257.

(2) BOINET. Congrès de Paris 1900.

(3) STUHL. Lues congenita im Bilde lymphatischer Leukamie bei einem Neugeborenen (Deutche med. Woch. chrift. XXXII, p. 623, 19 avril 1906.

(4) TRIBOULET et DELACROIX. Société médicale des Hôpitaux, 24 mai 1901, p. 521.

arrêtés par des hypothèses dont nous allons successivement exposer les principales.

1° *La leucémie est un cancer, un sarcome du sang*;

2° *La leucémie est consécutive à un cancer des organes hématopoïétiques*;

3° *La leucémie est une maladie essentiellement infectueuse*.

La leucémie est un cancer du sang

Cette hypothèse fut formulée par Bard dans un article sur « *la leucocytémie considérée comme le cancer propre du sang* » (1). Comme conclusion à ses travaux cet auteur admet que tous les tissus peuvent donner naissance à des tumeurs, tumeurs qui elles-mêmes peuvent revêtir trois formes : la forme bénigne, la forme maligne et une forme de type intermédiaire. Or on admet généralement que le sang est un tissu coulant, comme l'appelait Bordew, pourquoi donc ce tissu n'obéirait-il pas aux mêmes lois et ne présenterait-il pas les mêmes affections. Il faut donc admettre en saine logique que le sang peut lui aussi donner naissance à des tumeurs de même nature que lui : « *puisque dans la tumeur le tissu néoplasique conserve les attributs ataviques du tissu d'origine. Or la leucémie est le seul processus néoplasique qui puisse remplir ce cadre nosologique. Dès lors la leucocythémie ressort simplement et nettement à la notion anatomique des tumeurs malignes. Elle est le cancer des leucocytes, elle vient de la prolifération même des globules blancs et cette proliferation est le fait initial de la maladie, elle est énorme, toujours progressive. Elle présente une ten-*

______

(1) Bard, *Lyon médical*, 1888, p. 240.

dance à persister et à s'accroître, rien ne l'arrête ; elle donne naissance surtout aux formes embryonnaires de ses éléments constituants » et poursuivant sa théorie.

BARD explique l'hypertrophie ganglionnaire qui survient parfois au cours d'une leucémie : « par des obstructions capillaires nées précisément de l'excès du nombre des leucocytes : de ces stases résultent des ruptures vasculaires qui donnent lieu à de véritables apoplexies de globules blancs. » ce n'est là dès lors qu'un phénomène secondaire.

Enfin à un troisième stade, les leucocytes extravasés prolifèrent au dehors des vaisseaux et forment des colonies extravasculaires qui au point de vue de l'anatomie pathologique doivent être considérées comme de véritables noyaux cancéreux secondaires comparables à ceux qui se forment à la suite d'un cancer du sein par exemple.

Or voici ce que nous dit DELBET, (1) au sujet de cette conception. « On admet en général que les éléments cellulaires du sang et particulièrement les leucocytes se reproduisent plutôt daus les divers organes hématopoiétiques que dans le sang lui-même. L'altération du sang c'est-à-dire l'augmentation numérique des leucocytes ne peut donc être qu'un phénomène secondaire : la lésion primitive doit avoir pour siège les organes hématopoiétiques ; et de fait la leucocytose s'accompagne presque constamment d'altérations grossières, appréciables des ganglions, de la rate et de la moelle des os. »

---

(1) DELBET. Clinique chirurgicale, Hôpital de la Charité. *Semaine médicale* 31 septembre 1893.

Pour M. QUENU *la leucocytose n'a aucun caractère spécifique c'est un phénomène accessoire, secondaire qui peut se rencontrer aussi bien avec d'autres tumeurs qu'avec la lymphadénie* » et M. DELBET, ajoute : « *En somme quelque rôle qu'on fasse jouer à la leucocytose, quelque importance qu'on lui attribue tout le monde s'accorde à en faire la compagne des néoplasmes.* » Cette assertion serait sans doute en faveur de la théorie qui veut « *faire rentrer la leucémie dans le cadre des porcessus néoplasiques, peut-être même dans celui de la sarcomatose* » (1).

---

(1) BRISSAUD, PINARD.Reclus, (*Pratique médico-chirurgicale*), article leucémie 1907.

La leucémie cancer des organes hématopoïétiques

*« Tout le monde s'accorde à en faire la compagne
des néoplasmes. »*

Mais nous savons aujourd'hui que la leucocytose n'est
pas l'apanage exclusif et absolu de tout néoplasme et
que dans ce cas en effet l'augmentation des globules blancs
ne s'observe que d'une façon très inconstante et qu'elle
semble plutôt être sous la dépendance d'une ulcération
de la tumeur ou de son infection secondaire ; par contre
nous retrouvons ces hyperleucocytoses dans la pneumonie,
l'ostéomyélite, la cholécystite, les phlegmons, périnéphréti-
ques, les abcès du foie, la septicémie, la fièvre typhoïde,
la variole, etc., et l'on peut dire avec GIOVANI, que l'augmentation des globules blancs existe dans toutes les maladies
aiguës, fébriles ou infectieuses.

En second lieu si la leucémie était la conséquence d'une
néoplasie ganglionnaire primitive comment expliquer les
cas de leucémies où ce symptôme manque totalement ou
n'apparait que beaucoup plus tard, alors que le microscope
à permis de contrôler l'hyperleucocytose et de porter
déjà le diagnostic ? Admettre la sarcomatose ganglionnaire comme cause nécessaire et absolue de tout mal,
c'est se condamner à attendre longtemps parfois une

hypertrophie ganglionnaire possible mais problématique cependant et laisser l'affection faire chez le malade des progrès certains et regrettables.

En acceptant cette théorie comment expliquer encore ce développement simultané de tumeurs dans diverses régions du corps ? Cette « *explosion de tumeurs* » dont parle TROUSSEAU, et que l'on note communément dans certains cas ? Fandrait-il donc admettre que chaque ganglion était préparé à cette transformation soudaine, — nous disons chaque et non tous, car bon nombre en effet restent indemnes, comment expliquer encore cette dernière particularité ?

La leucémie « *semble l'effet d'une altération des organes hématopoiétiques et ces organes s'altérant simultanément et parallèlement sur divers points, cette marche est bien différente de celle du cancer* » professeur DEBOVE (1).

Si nous trouvons parfois des tumeurs bénignes multiples telles que : fibromes, lipomes, il est très rare de trouver semblables faits chez les tumeurs malignes. BARD, après s'être livré à une étude sérieuse des cas publiés d'épithélioma multiples, est arrivé à cette conclusion que c'est à peine s'il en existe deux ou trois d'authentiques.

Faut-il croire à une généralisation rapide ? Généralisation bien rapide en vérité qui se ferait dès l'apparition du néoplasme ! mais s'il s'agissait réellement de généralisation comment expliquer la distance qui sépare parfois

---

(1) DEBOVE. Sur la leucémie myélogène et son traitement. Clinique. *Gazette des Hôpitaux*, 5 septembre 1905, p. 1191.

le ganglion primitif du secondaire ? Nous n'ignorons pas que certains groupes ganglionnaires pourraient à la rigueur être épargnés par l'infection; mais dans certains cas, par exemple lorsqu'un ganglion de l'aine paraît consécutivement à un ganglion du cou, combien nombreux sont les groupes délaissés sans cause apparente et admissible.

Enfin n'avons-nous pas vu que des ganglions venaient à regresser et parfois même à disparaître sans que pour cela l'état du malade ne se soit sensiblement amélioré, le microscope indiquant toujours une leucocytose abondante et laissant persister le diagnostic. De plus la radiothérapie qui fait disparaître l'hypertrophie ganglionnaire et ramène la rate et le foie à leurs volumes normaux, se trouve impuissante à ramener le sang du leucémique à sa constitution normale. Comment expliquer la discordance de ces résultats !

En vérité, peut-on concilier tous ces faits avec l'idée de cancer dont la marche continue constitue sans doute le caractère le plus fondamental ?

La leucémie maladie infectieuse

Il nous reste donc à examiner cette troisième hypothèse qui veut faire de la leucémie une maladie infectieuse. Nous allons essayer de passer en revue successivement et aussi complètement que possible les différents faits qui militent en sa faveur.

Si d'abord nous jetons un coup d'œil sur la *marche* elle-
même de l'affection, une particularité nous frappe dès le
début; c'est l'éclosion de la leucémie se faisant parfois au
cours d'une autre maladie ou consécutivement à elle ; et
nous avons pu lire en effet plusieurs observations nous
offrant de ces exemples :

Le 2 février 1899, M. le professeur GAYET, présentait à
la *Société de Chirurgie* un malade atteint de lymphadénie
survenue à la suite d'une *éruption furonculeuse* d'assez
longue durée.

Dans une communication faite dans la *Province médi-
cale* le Dr CHANDELUX, (1) publie plusieurs observations du
même genre : lymphadénie consécutive à une *grippe* avec
périodes fébriles—lymphadénie survenue après un *rhuma-
tisme articulaire* aigu et de la furonculose et l'auteur

____

1(1) CHANDELUX. Lymphadénie infectieuse avec périodes fébriles, *Province
méd.*, 1er avril 1899.

ajoute : « *Je viens aujourd'hui faire connaître* (ces cas), *car ils me paraissent appartenir bien nettement aux affections d'origine microbienne.* »

Dans quelques cas encore nous trouvons la *leucémie et la tuberculose* intimement liées et nous serions en droit de nous demander parfois si la seconde n'a pas été la cause de la première.

Le 22 juin 1883, Robert Robin communiquait à la *Société Médicale des Hôpitaux* l'observation suivante que nous avons résumée : Un homme de 24 ans, meurt après avoir présenté tous les symptômes de la leucocythémie, à l'autopsie on trouve des lésions tuberculeuses de la rate, des tubercules dans les ganglions, les amygdales, les reins et les capsules surrénales et seulement un nodule caséeux au sommet du poumon droit.

Baldin et Willder (1), Henry, L. Elsner et W. Groat (2) nous citent encore des cas où la leucémie et la tuberculose se sont trouvées en présence.

Hirschfeld et E. Tobias (3) étudient un cas de leucémie splénique avec tuberculose pulmonaire.

Nous pourrions également noter des cas où la *syphilis*, Stuhl (4) et l'*impaludisme* Nabarro (5), ont semblé jouer un grand rôle au point de vue étiologique ou tout

---

(1) Baldwin et Wilder. A case of leukœmia combined with pulmonary tub. (Am. journ. of the méd. sc. juin 1899, p. 656-663.

(2) H. L. Elsner et William Groat. Splenic myelo. leuk. with pulm. tub. (Am. j. of the méd. sc. 1901. T. CXXI, p. 271-281.

(3) Hirschfeld et Tobias. Zur Keutnniss der myel. Leuck. (Deut. med. Woch, XXVIII, p. 92, 6 février 1902.

(4) Stuhl. Deut. méd. Woch. XXXII, p. 623, 19 avril 1906.

(5) Nabarro. Spleno. myelogénic leucocyth subsequent to an attack malarial fever. Brit med journ. 16 fév. 1900, p. 398.

au moins n'avoir pas été sans influence sur le début de la maladie.

Notons encore que fréquemment nous voyons la leucémie se révéler après une *angine* une *otorrhée*, une *dacryocystite*, un *coryza* ou des *troubles intestinaux.*

« RENDU et TRIBOULET *ont insisté sur la diarrhée qui pouvait être le premier symptôme de la leucémie myéloïde et pourrait même jouer un rôle étiologique important* » (MÉNÉTRIER et AUBERTIN) (1).

En vérité ne serait-on pas en droit de penser que ces localisations premières ont été les portes ouvertes à l'infection ?

Enfin les *symptômes* présentés par la leucémie ne sont-ils pas ceux d'une maladie infectueuse ?

Comment expliquer la *fièvre* si l'on admet les idées de cancer soit du sang, soit des ganglions? Fièvre qui d'ailleurs peut atteindre jusqu'à 39°, même davantage. Au contraire ce symptôme s'explique naturellement avec l'hypothèse d'infection.

Comme dans les infections graves nous trouvons encore dans la leucémie le syndrome hémorragique. Les *hémorragies* multiples sont en effet un des caractères essentiels de cette maladie : stomatorragies, métrorragies, épistaxis, purpura. Mais la fièvre typhoïde nous offre aussi ces symptômes et d'autant plus accusés et graves que le malade est plus atteint. Chez les sujets ayant une ostéomyélite grave ne note-t-on pas fréquemment du purpura.

------

(1) MÉNÉTRIER et AUBERTIN. loc, cit, p. 24.

Nous lisons encore dans la symptomatologie de la leucémie que fréquemment les *urines* sont *albumineuses* mais ne leur trouvons-nous pas le même caractère dans les angines graves et certaines maladies éminemment infectieuses telles que la scarlatine par exemple et « *les lésions trouvées dans le rein dans des cas de leucémie myéloïde sont celles de la néphrite interstitielle.* » (AUBERTIN et MÉNÉTRIER).

Admettons enfin que la splénomégalie ainsi que l'hypertrophie ganglionnaire quand *elles existent* s'expliquent parfaitement avec l'hypothèse d'infection. LAUNOIS et E. WEILL, (1) ne rapportent-ils pas les observations de trois malades qui présentaient en même temps une tumeur splénique volumineuse, une endocardite valvulaire et une pleurésie, et n'ont-ils pas déduit que ces lésions valvulaires, pleurales et spléniques reconnaissaient pour cause unique la tuberculose préexistante. JAWEIN, (2) partage également cette manière de voir.

Un fait important et qu'il importe de noter dès maintenant c'est la forme épidémique que la leucémie a semblé revêtir dans certaines circonstances.

Nous la voyons s'abattre sur *certaines familles* et successivement en frapper *différents membres.*

CASATI, observe une leucémie splénique chez une jeune fille de 10 ans dont la grand'mère et le père avaient la même maladie.

---

(1) LAUNOIS et WEILL. *Presse méd.* 15 octobre 1907, n° 83, p. 672.

(2) JAWEIN. Cause de la spléno aiguë dans les intoxications et les infections, *journ. de physiol.* mars 1900.

Eichhorst, la remarque chez un garçon de deux ans et chez le père de ce dernier.

Norbert Orthner, nous cite le cas d'un bébé de huit mois et demi dont la mère avait succombé à la même affection.

Crocq fils, a été témoin d'un fait analogue.

Bienner l'a vue, nous l'avons dit plus haut, chez deux sœurs de trois et quatre ans et demie.

Comme cas bien typique d'infection et de contage nous ne pouvons mieux faire que de citer celui d'Obrastzow(1).

Obrastzow traitait un élève de 17 ans atteint de leucémie et ce malade mourut en un mois de cette affection, or le chirurgien qui avait également soigné le malade, lui avait fait des tamponnements au cours de ses hémorragies nasales et avait à plusieurs reprises fait des examens du sang et des urines, mourut également de la leucémie en trois semaines.

Enfin, avant de terminer ce paragraphe qu'il nous soit permis de rappeler les faits observés par Arnsperger (2), assistant à la clinique chirurgicale de la faculté de médecine de Heidelberg et qui ne peuvent que venir ici donner leur appui à l'hypothèse de nature infectieuse de la leucémie.

Au cours des années 1903-1904 le Dr Arnsperger eut l'occasion de suivre une *véritable épidémie de leucémie* qui régna dans la vallée de l'Enz entre Pforzheim et

---

(1) Obrastzow. Zwei falle von acuter Lœukœmie. Deut. med. Woch. 1890, n° 1150.

(2) Arnsperger. Munch. med. Woch. 3 janvier 1905.

Mühlacker région cependant où la leucémie ne s'était montrée qu'exceptionnellement.

Ce docteur put réunir 11 cas dont trois hospitalisés dans le service du professeur CZERNY, purent être étudiés et suivis de près. Le diagnostic y fut vérifié par des examens tant cliniques qu'hématologiques.

En faisant de nouvelles recherches on trouva à Pforzheim, deux autres cas incontestables de la même maladie, 6 autres cas furent recueillis encore dans la vallée de l'Enz.

Ici l'origine familiale de la maladie ne pouvait être invoquée car tout ce que cet observateur a pu relever ayant trait à cette question se réduisait, en effet, à l'une des malades, dont une sœur était morte de la leucémie 15 ans auparavant.

L'origine professionnelle doit également être écartée ; en effet, la statistique comprend cinq femmes, quatre hommes (les uns paysans, les autres ouvriers) et deux enfants.

Maintenant, disons de suite, que les conditions hygiéniques étaient déplorables.

Notons cependant que l'épidémie s'est produite au voisinage d'un cours d'eau.

Un fait est là, unique, d'une série de cas de leucémie auxquels on peut appliquer le qualificatif d'épidémique et qui tendent à établir l'infectiosité de cette maladie.

Pour établir la vérité de cette hypothèse de nature infectieuse de la leucémie, on eut encore recours à la bactériologie. On voulut découvrir le bacille, si bacille il y avait, et de nombreuses recherches furent dirigées dans ce sens. Ces travaux de laboratoire amenèrent des résultats aussi nombreux que variés.

En 1886, MAYOCCHI et PICCHINI trouvèrent un microcoque et un microbe en bâtonnet.

MAFFUCCI obtint des *streptocoques* à l'état de pureté et après des ensemencements de parcelles prélevées dans les tumeurs, observa des cultures dont les signes morphologiques étaient incontestablement ceux du streptocoque.

En 1889, BONARDI, s'entourant de toutes les précautions possibles, trouvait dans le sang de deux malades atteints de leucémie splénique typique le *staphylocoque blanc et doré*.

TRAVERSA note dans un cas la présence du *streptocoque* dans le sang et les ganglions.

Au courant de la même année HEWELKA (1), nous cite un cas d'adénie dans lequel quatre fois des cultures furent faites avec le sang pendant les périodes fébriles et les périodes apyrétiques de la maladie : chaque fois il constata la présence du *staphylococus pyogenes albus*.

MM. DELBET et LONGET ont signalé dans le sang des ganglions la présence du pneumocoque.

En 1890, KELSCH et VAILLARD (2), rencontrent dans le sang et dans une petite tumeur cutanée chez un individu atteint de tumeurs lymphadéniques multiples avec leucémie, un bacille court et à extrémités arrondies.

Dans la même année ROUX et LANNOIS (3), ont trouvé

------

(1) HEWELKA. Cronika le Kars'ka 1889
(2) KELSCH et VAILLARD. An. de l'Inst. Pasteur, t. IV, n° 5, 1890.
(3) ROUX et LANNOIS. *Lyon méd.* 24 août 1890, p. 584.

le *staphylocoque doré* dans le sang et les ganglions d'un enfant qui présentait une hypertrophie ganglionnaire généralisée et qui succomba avec du purpura et des hémorragies.

En 1892, Pawloski (1), crut même avoir trouvé le *microbe spécifique* de la leucémie. Dans sept cas il trouva un bacille spécial. Ce bacille, très difficile à cultiver, ne pousse ni sur le bouillon ordinaire, ni sur la gélatine, ni sur la gélose, ni sur le sérum gélatinisé, ni à l'état anaérobie. Il faut le cultiver d'abord sur du bouillon de viande additionné de sérum sanguin, on peut ensuite l'ensemencer sur gélose glycérinée.

Au cours de cette même année Delbet (2), inocule à un chien le bacille trouvé dans le sang de la rate d'un malade et obtient un résultat positif.

En 1899, Bianchi (3), trouve le *pneumobacille de Friedlander*.

En 1905 Lowit (4), signale à nouveau l'existence du corps en croissants dans le sang des leucémiques révélés par la coloration de Giemsa, il les décrit comme des protozoaires parasites; observations qu'il avait déjà faites en 1889 et publiées, mais qui avaient été critiquées par quelques auteurs et entre autres par Wilhelm Turk (5),

---

(1) Pawloski. Deut. med. Woch. 1892, p. 641.

(2) Delbet. Note présentée en juin 1895, à l'Académie des Sciences.

(3) Bianchi. Rif. méd. 8 avril 1899.

(4) Lowit. Centralbl. f. Bakter, XXV, n° 819, p. 273-274 et Centralbl. f. Bakter, 1905, 28 juillet, Bd. 39 original h. III, p. 274.

(5) W. Türk. Beitrage zur pathologischen anatomie und allgem. Path. 1901, p. 371-412.

qui ne voulait considérer l'*hœmamœba leucœmiœ magna*
que comme un produit artificiel créé par les lavages dans
les solutions aqueuses de couleurs basiques qui entraînent
les granulations des Mastzellens, lesquelles se groupent
et constituent les prétendus amibes.

TURK semble avoir été l'adversaire déclaré des parti-
sans de la théorie qui veut que la leucémie soit de nature
infectieuse et dans une autre de ses communications sur
ce sujet (1), il nous dit encore : « *l'origine infectieuse
de la leucémie semble encore être plus vraisemblable
pour la leucémie lymphatique que pour la leucémie
myélogène.* »

A vrai dire, les faits en faveur de la nature infectieuse
de la leucémie lymphatique sont plus nombreux que ceux
qui établissent *la nature infectieuse de la leucémie myélogène*, mais ceux-ci existent cependant d'une façon absolue et indiscutable. De plus nous ne devons pas oublier
que ces deux formes sont bien voisines et qu'il serait sans
doute téméraire d'affirmer que les origines de l'une ne
puissent pas être également celles de l'autre.

Enfin, si de nombreux médecins ont entrepris des recherches bactériologiques et tenté des inoculations aux
résultats négatifs (2), si l'étude de la leucémie chez les
animaux n'a pas donné la solution du problème et les inoculations d'un animal leucémique à un animal sain de
même espèce n'ont encore jamais réussi ; nous ne devons

---

(1) W. TURK. Sur œtiolo. der. Lymh. Leuk. *Berl. Klin. Woch.* 23 sept·
1901, p. 965.

(2) E. RIST et RIBARDEAU-DUMAS. La leucémie aiguë. *Presse méd.* n° 20,
2 avril 1904.

pas pour ces faits rejeter l'hypothèse puisque d'une part
« *ces résultats négatifs ne prouvent du reste rien car beaucoup de maladies ne sont pas transmissibles d'une espèce
à l'autre* (1) », et que, d'autre part, chez quelques leucémiques on a trouvé des germes dans le sang : tantôt le
streptocoque (*dans le cas de M. Holst on a trouvé le
streptocoque dans le sang et dans la moëlle sternale*),
tantôt le *staphylocoque, tantôt le colibacille.*

D'autre part M. Jousset (2) a retrouvé dans le sang de
quatre de ses malades une *pasteurella*. Nous nous permettons de résumer ici les observations qu'il publia en
cette circonstance :

« Nous venons d'observer, en moins de trois années,
tant à l'hôpital Beaujon qu'à l'hôpital Saint-Antoine, sept
cas de leucémie myélogène pure typique.

« Il semble que le côté clinique de cette maladie, qui
évolue, à quelques particularités près, chez tous les sujets
suivant une monotone uniformité, soit très effacé.

« Nos malades n'échappent pas à cette loi générale,
aussi nous bornons-nous à quelques remarques d'ensemble, nous réservant surtout d'insister sur les cons-
tatations cliniques et anatomiques susceptibles d'éclairer
la pathogénie de cette curieuse affection.

« Nos sept malades comprennent quatre hommes et
trois femmes, ayant le plus jeune, 22 ans, le plus âgé
41 ans. Exerçant tous des professions manuelles suffisam-

---

(1) Debove. La leucémie myélogène, *Gazette des Hôpitaux*, 5 septembre 1905,
p. 1192.

(2) André Jousset. Recherches cliniques, anatomiques et expérimentales
portant sur 7 cas de leucémie myélogène, *Soc. méd. des Hôp.* 9 juin 1905.

ment salubres, vivant dans des conditions hygiéniques satisfaisantes, ils ne semblent pas avoir été préparés par un amoindrissement de leur résistance organique, résultant de leur âge, de leurs conditions sociales ou de leur passé pathologique, à l'éclosion de l'affection qui nous occupe. Je dirai même à cet égard que leurs antécédents sont particulièrement bons et nets.

« Le début de la maladie a été marqué chez deux d'entre eux par des troubles gastro-intestinaux (vomissements, diarrhée incœrcible et récidivante) sur lesquels insistait RENDU, et qui semblent servir fréquemment d'introduction à la leucémie myélogène. Les cinq autres n'ont rien présenté d'analogue ».

« Le développement de la rate paraît avoir été le premier phénomène morbide, mais toujours il s'est fait assez lentement et insidieusement pour n'attirer que tardivement l'attention du malade. C'est pourtant la splénomégalie qui a généralement donné l'éveil, beaucoup plus que les troubles de l'état général, mais l'indolence de la tumeur splénique n'a malgré tout amené les sujets à se faire examiner que tardivement, au moment où l'organe devenait gênant par ses dimensions. — L'un de ces malades, terrassier, s'en est aperçu à ce qu'il ne pouvait plus effectuer la flexion du tronc qu'exige le maniement de la pioche, une femme, à ce qu'elle ne pouvait plus agrafer son corset, etc.

« La plus petite des rates examinées dès le début atteignait déjà 20 centimètres dans son diamètre principal, les autres allaient jusqu'à 45 centimètres, atteignant le pubis et débordant de 6 à 8 centimètres à droite de l'ombilic...

« Nous n'avons rien à signaler au sujet des autres symptômes, des complications et de l'évolution qui n'ait été vu et signalé partout ailleurs, nous n'insisterons que sur les points suivants :

« Chez nos sept malades, l'évolution, fort lente, mais de durée imprécise puisque le début n'est pas possible à déterminer, s'est fait suivant un type uniforme et en trois actes :

« Phase initiale plus ou moins latente de tumeur splénique, durée indéterminée .

« Phase splénohématique ou d'état, où se voient tous les signes fonctionnels d'une anémie moyenne assez banale, anémie remarquablement stationnaire dans son intensité comme dans ses modalités histologiques. Etat général suffisamment bon. Durée moyenne deux ou trois années .

« Puis brusquement et inopinément déclin des forces, infections intercurrentes, complications diverses, modifications sanguines, quelquefois considérables et de sens variable, puis mort du sujet en quelques mois tout au plus. C'est la phase cachectique où deux fois nous avons observé l'association de tuberculose pulmonaire, une fois de complications phlegmoneuses.

« Il est deux symptômes fréquemment associés que nous nous permettons de signaler à l'attention des cliniciens, car considérés antérieurement comme des complications ultimes surajoutées, il ne nous ont pas paru recevoir leur interprétation véritable, ce sont la fièvre et l'albuminurie,

« La fièvre peut s'observer tout au début ou à la période d'état, elle est légère mais durable, oscillant entre 37°5 et 38°5, suivant un type continu, pouvant en outre se prolonger pendant de longs mois. Nous y insistons car elle nous a paru indépendante de toute complication surajoutée ».

« De même, l'albuminurie, loin d'être tardive, comme on l'a dit, peut apparaître de bonne heure, limitée à quelques centigrammes, mais pouvant aussi s'élever à 1 ou 2 grammes. L'interprétation de cette albuminurie qui est loin d'être exceptionnelle, puisque nous l'avons observée quatre fois sur sept cas de leucémie est évidemment délicate. Il ne nous semble pas au moins pour les cas que nous avons observés, qu'on puisse l'imputer à des phénomènes de congestions rénales indirectement provoqués par la compression splénique ; l'abondance et la pâleur des urines, l'absence de globules rouges dans le sédiment sont contraires à cette hypothèse. Il ne saurait davantage être question de lymphomes du rein car il est difficile d'admettre la rétrocession de symptômes conditionnés par des lésions anatomiques aussi fixes et aussi durables que le sont les nodules lymphomateux. Au contraire, la variabilité de cette albuminurie, la présence dans les urines de cylindres hyalins et granuleux sont en rapport avec l'idée d'une *néphrite véritable*, opinion que confirment les altérations cellulaires manifestes observées dans la zone labyrinthique ».

« En résumé. — Au point de vue clinique nous insisterons sur les particularités suivantes :

« *Apparition de la maladie chez des sujets exempts de toute tare organique.*

« *Evolution en trois phases dont une silencieuse, probablement fort longue.*

« *Existence de symptômes tels que la fièvre, l'albuminurie jusqu'ici peu signalés, appartenant en propre à la leucémie et donnant à la maladie les allures d'une maladie infectieuse.*

« Au point de vue hématologique, nous avons observé la formule banale de toutes les leucémies myélogènes à savoir :

Globules rouges : 1.500.000 à 2.000.000.

Globules blancs :   90.000 à   475.000.

Myélocytes : 19 à 53 0/0 (dont 5 à 8 de myélocytes éosinophiles).

Normoblastes : 1.000 à 2.000.

Rapport des globules blancs aux globules rouges 1/3 à 1/25.

Valeur globulaire : 0,9 à 1.3.

« Tels sont les chiffres extrêmes que nous avons observés sur l'ensemble de nos sept malades.

« Cette formule sanguine qui est celle de la période d'état varie considérablement à la période cachectique, ce qu'on peut expliquer par l'hydrémie d'une part, les infections secondaires d'autre part.

« Notons à ce sujet deux particularités intéressantes, concernant la chimiotaxie chez les leucémiques.

1° Une injection de 2/10 de milligramme de tuberculine pratiquée dans un but de diagnostic, suivie d'ailleurs d'une réaction thermique très nette a provoqué en 12 heures chez une de nos malades un afflux leucocytaire considérable portant de 300 à 450.000 par millimètre cube le nombre des globules blancs en circulation ;

2° L'examen cytologique de deux liquides ascitiques et du pus d'un phlegmon sous-cutané y a révélé la présence de nombreux myélocytes de tous ordres, détail qui a son intérêt et qui met hors de conteste la propriété migratrice des myélocytes révélée par Jolly.

« Telles sont les remarques que nous a suggérées l'étude de cette collection de malades. Nous terminerons cette communication par un rapide exposé de recherches dont les résultats peuvent jeter un certain jour sur la pathogénie de la leucémie myélogène...

« Lorsqu'on transfuse, au milieu des conditions d'asepsie la plus rigoureuse, dans le péritoine d'une série de cobayes, du sang de certains leucémiques (il faut pour cela choisir des malades non traités (1) observés aussi près que possible du début de l'affection et de préférence ceux qui présentent de la fièvre et de l'albuminurie) on provoque chez la plupart des animaux transfusés l'apparition d'une péritonite plus ou moins exsudative, évoluant en quatre ou huit jours et se terminant, soit par la mort, soit par la guérison pure et simple de l'animal. Dans l'exsudat formé on peut mettre en évidence des microbes initialement peu virulents, mais dont on peut renforcer la virulence par passage de cobaye à cobaye et qu'on

---

(1) Il est en effet remarquable que sur les trois sujets qui ont été l'objet de recherches négatives, deux avaient été soumis à la radiothérapie. Aucun des quatre autres dont le sang s'est montré virulent n'avait été traité. Jousset.

parvient ainsi à cultiver aisément sur les milieux usuels. Il est en effet remarquable que la culture directe du sang leucémique essayée même avec de grandes masses (15 centimètres cubes pour un litre de bouillon peptoné) échoue le plus souvent, la végétabilité de ce germe pathogène étant faible et sa fragilité grande,

« *C'est par ce procédé que dans le sang de quatre de nos malades nous avons pu trouver un seul et même cocco-bacille présentant les caractères communémznt attribués aux pasteurelloses* et sur la biologie duquel nous nous étendrons ailleurs plus longuement. »

« Ce même germe a été chez deux de nos malades trouvé à plusieurs reprises différentes de deux en deux mois pendant huit mois consécutifs. Il paraît chez ces deux malades avoir disparu de la circulation six mois avant la mort, double constatation qui semble-t-il, doit faire exclure toute hypothèse de parasitisme accessoire et secondaire. «

« *Une expérience nous a permis de reproduire chez le cobaye à l'aide de ce microbe une énorme splénoméga-lie (de 20 grammes) avec une leucocytose de 21.000 et une myélémie notable.* »

Et JOUSSET, ajoute : « C'est par le nombre des résultats que le problème recevra sa solution définitive et qu'on pourra résoudre le problème. »

Aussi qu'il nous soit permis de publier ici l'observation d'un malade que nous avons pu suivre et traiter durant une grande partie de sa maladie dans le service d'électricité médicale des hôpitaux de Nantes et dont l'observation aussi complète que détaillée a été mise à notre disposition par notre excellent maître le docteur ALLAIRE.

Le sang du malade de l'observation qui va suivre fut examiné *trois fois* au point de vue bactériologique. Ici, nous ne pouvons ne pas citer encore les noms des Docteurs L. et Ch. Fortineau, et les remercier à nouveau pour les nombreuses observations qu'il nous ont communiquées à ce sujet. *A chaque examen, le sang contenait d'une façon constante un tétragène doré pathogène possédant tous les caractères de ce groupe de bactéries :* on voit se former au fond des tubes de bouillon un dépôt filant et jaunâtre : les cultures sur gélose, gélatine et pomme de terre, présentent cette même consistance filante et une coloration jaune orange ; la gélatine n'est pas liquéfiée, le lait ne se coagule pas.

Dans le *premier examen*, fait le 18 novembre 1905, le sang avait été prélevé par piqûre du doigt après les précautions d'antiseptie habituelles : les milieux ensemencés avec une petite quantité de sang demeuraient stériles, les autres nous donnaient le *tétragène doré* à l'état de pureté.

Deux cobayes, inoculés dans le péritoine avec un centimètre cube de bouillon de culture de ce microbe succombèrent l'un en 11 l'autre en 15 jours ; tous deux présentaient de la congestion pulmonaire, on notait en outre chez le second un épanchement péritonéal peu abondant. Les millieux ensemencés avec le sang et l'exsudat péritonéal sont demeurés stériles.

Une souris inoculée sous la peau avec un demi-centimètre cube de culture résiste ; une autre succombe en 36 heures à une inoculation de la même dose dans le péritoine ; dans ce second cas le tétragène se retrouvait dans le péritoine, le sang était stérile.

Le premier examen, malgré son intérêt laissait subsister quelque doute sur l'origine du tétragène qui pouvait être un microbe banal de la peau, malgré les précautions prises lors du prélèvement.

Il était indispensable de pratiquer une ponction veineuse après pointe de feu superficielle ce que nous avons fait le 12 décembre 1905.

Deuxième recherche

Deux cobayes sont inoculés avec un demi-centimètre cube de sang, l'un sous la peau, l'autre dans le péritoine, le premier meurt en un mois ; à l'autopsie on note de la congestion pulmonaire, de la pleurésie et un épanchement hémorragique dans le péritoine : *le tétragène déjà décrit se retrouve dans le poumon* ; les autres organes sont stériles ; un cobaye inoculé sous la peau avec un centimètre cube de bouillon de culture de ce tétragène succombe en un mois avec de la congestion pulmonaire et des ganglions inguinaux légèrement hypertrophiés. Le second cobaye succombe en trois semaines ; le sang et les organes de cet animal sont stériles, sauf le poumon qui donne dans les cultures le même tétragène.

Nous avions remarqué cette localisation pulmonaire en expérimentant avec un tétragène isolé d'une laryngite, en examinant systématiquement le poumon de tous les animaux inoculés, nous le retrouverons dorénavant d'une façon à peu près constante.

Les milieux ensemencés avec le sang du malade (bouillon, gélose, sérum), n'ont donné lieu dans cette seconde recherche à aucun développement.

Troisième recherche.

Le 20 janvier 1906, nous répétons l'expérience précédente. Les milieux de culture ensemencés avec quelques gouttes de sang demeurent également stériles : cinq animaux sont inoculés directement avec le sang.

1° Une souris reçoit trois gouttes de sang sous la peau et succombe en trois jours, on note à l'autopsie deux ganglions inguinaux assez volumineux, un peu de pleurésie et de la congestion pulmonaire. *Le poumon ensemencé donne des colonies du même tétragène*, les autres organes sont stériles.

2° Une souris inoculée dans le péritoine avec la même dose de sang, meurt aussi rapidement ; l'ensemencement de ses organes ne donne aucun résultat.

3° Un cobaye inoculé dans le péritoine avec cinq gouttes de sang succomba en 9 jours, après avoir maigri quelque peu. A l'autopsie, *les ganglions inguinaux sont légèrement hypertrophiés* ; on note une pleurésie hémorragique, un épanchement péritonéal renfermant des leucocytes mononucléaires grands et petits ; les cultures pratiquées avec les organes ne fournissent aucun résultat.

Enfin un cobaye inoculé dans le tissu cellulaire souscutané et trois lapins inoculés, l'un sous la peau, le second dans le péritoine et le troisième dans les veines avec cinq gouttes de sang ont résisté.

En résumé, nous avons retrouvé le même tétragène dans le sang de notre malade dans trois examens pratiqués à un mois d'intervalle environ ; dans les deux derniers cas le sang a été prélevé par ponction veineuse. La plupart des milieux ensemencés demeurent stériles, en raison peut-être de la petite quantité de microbes contenus dans le sang. Les souris inoculées dans le péritoine succombent en deux ou trois jours, les cobayes inoculés de la même façon meurent entre six jours et un mois. A l'autopsie, les poumons sont congestionnés ; on note fréquemment de la pleurésie et un épanchement péritonéal, le tétragène doré se retrouve uniquement dans le poumon, les autres organes et les exsudats sont presque toujours stériles. La composition du sang des animaux est demeurée normale trois semaines et un mois après l'inoculation.

Le sang du malade agglutine les cultures du tétragène au 1/150.

L'action des rayons X, si favorable au malade, s'est montrée sans effet sur les cobayes inoculés. Dans une première expérience, quatre cobayes ont reçu chacun dans le péritoine un centimètre cube de bouillon de culture du tétragène ; deux d'entre eux ont été soumis par deux fois à la radiothérapie et à chaque séance est absorbé 3 H n° 5 à 6 du radiochromomètre de BENOIST.

Trois de ces animaux, dont les deux traités, ont succombé en 15 jours : le quatrième est mort en un mois ; tous ces cobayes présentaient de la congestion pulmonaire et des ganglions inguinaux légèrement hypertrophiés.

4

Dans une seconde épreuve, deux cobayes ont été inoculés de la même façon, le premier, soumis une seule fois à la radiothérapie, ayant absorbé 6 H dans les mêmes conditions meurt en trois semaines ; les ganglions sont de la grosseur d'un grain de chènevis et ses poumons congestionnés. Le second meurt au bout d'un mois avec les mêmes symptômes. Dans les quatre jours qui ont précédé sa mort, cet animal a présenté de l'asthénie ; ses pattes fléchissaient sous lui et il était dans l'impossibilité de se tenir debout, bien qu'il ne présentât aucun symptôme de paralysie.

Les cultures du tétragène exposées aux rayons X n'ont pas été influencées au point de vue de leur développement ultérieur.

La présence du tétragène dans le sang de notre malade est intéressante à plusieurs titres :

1° Tous les auteurs s'accordent à reconnaître l'allure infectieuse des leucémies.

2° La plupart des localisations du tétragène (angines, abcès, arthrites, pleurésies, etc.), affectent fréquemment une marche torpide ; on sait, d'autre part, que ce microbe est susceptible de déterminer des septicémies (1).

3° La maladie actuelle a été précédée d'un écoulement nasal mucopurulent, or, la présence du tétragène est habituelle dans la salive et les secrétions nasales de l'homme.

4° Les animaux succombent à une affection lente au

---

(1) ROGER et F. TRÉMOLIÈRES. Le tétragène en pathologie, soc. méd. des Hôp. 25 janvier 1906.

cours de laquelle on note fréquemment de l'asthénie : à l'autopsie ils présentent toujours de la congestion pulmonaire et fréquemment de la pleurésie, de l'ascite et de l'hypertrophie ganglionnaire.

Nous avons soumis le malade à la radiothérapie, qui est actuellement *le traitement de choix de toute leucémie* (1) et nous avons observé une amélioration considérable.

Nous publions maintenant l'observation dans l'espoir qu'elle pourra susciter d'autres recherches et contribuer à l'étude encore si obscure des leucémies.

M. E..., charcutier, âgé de 35 ans, n'a jamais été d'un tempérament robuste, cependant il ne se rappelle aucune maladie sérieuse dans son enfance.

Il a encore ses parents en bonne santé ; son père est âgé de 68 ans, sa mère de 65 ans. Il a trois frères et une sœur en bonne santé. Il n'y a rien à noter dans les antécédents héréditaires. Il a été réformé au conseil de révision à cause d'une maladie de peau généralisée. Elle consistait d'après lui en pellicules disséminées sur tout le corps et qui avaient disparu au début de sa maladie actuelle. Il avait également de l'hyperhydrose plantaire. En l'examinant avec soin on trouve sur le haut des cuisses des squames qui nous font penser à l'ichtyose. Il n'a jamais eu de maladie vénérienne et ne présente aucun symptôme

____

(2) Béclère. La radiothérapie, médication spécifique des lymphadénies, et des leucémies. Arch. d'elect. med. n° 169, 10 juillet 1905.

susceptible de faire penser à la syphilis. Depuis 10 ans, il présente des varices à la jambe gauche- Marié à l'âge de 23 ans il n'a pas eu d'enfant, mais sa femme a fait une fausse couche six ans après son mariage.

Vers l'âge de 30 ans, il a abandonné sa profession pour travailler dans les chantiers de constructions navales et à partir de ce moment il a fait des excès d'alcool ; il buvait 7 à 8 litres de vin par jour et chaque matin un petit verre d'eau-de-vie.

Il y a quatre ans, il fut sujet pendant 11 mois environ à un écoulement nasal muco-purulent, d'odeur fétide qui d'après ses dires, fait penser à une sinusite. Un an après il ressentit des douleurs intestinales avec nausées et irritations de l'urèthre sans écoulement. Un médecin consulté fit le diagnostic de dyspepsie.

Au mois d'Août 1902, il fut pris subitement de défaillances, de suffocations, de bourdonnements dans les oreilles. Depuis cette époque il éprouve de temps en temps la nuit des frissons accompagnés de palpitations de cœur et suivis de sueurs abondantes qui l'obligent à changer de linge. Ces malaises revenant de temps en temps il sentit ses forces s'en aller peu à peu et remarqua que son travail lui devenait de plus en plus pénible ; s'il portait un fardeau, il éprouvait une telle lassitude qu'il était obligé de s'asseoir, s'il montait un escalier, il était essouffé et obligé de s'arrêter. De temps à autre, tous les 15 jours environ, à la suite d'un coryza qui durait deux jours, la faiblesse était encore plus grande.

Au milieu de tous ces désordres, son appétit restait excellent, plutôt même augmenté, toutefois les digestions étaient lentes et après les repas il était obligé de s'étendre et de sommeiller quelque temps. Il consulta un autre médecin qui fit le diagnostic de cirrhose alcoolique et conseilla le régime lacté avec purgation tous les deux jours. Il suivit cé régime pendant trois mois et devint extrêmement faible.

Au mois de février 1904, étant à travailler sur un navire il tomba à l'eau, son ventre augmenta les jours suivants et devint très dur ; il fut obligé de suspendre tout travail. Il consulta, au mois de mai, le docteur HEURTAUX, qui fit le diagnostic de leucémie et conseilla les injections de cacodylate de soude. On lui fit 105 injections de cacodylate de soude, sans obtenir le moindre effet favorable. Depuis cette époque, les membres inférieurs sont œdématiés, surtout le soir ; on trouve un peu d'ascite. L'analyse des urines n'a rien décélé d'anormal. Le 2 septembre dans la nuit, il fut repris de palpitations avec étouffement pendant environ 20 minutes ; ces malaises se renouvelèrent le lendemain au déjeuner et il eut des vomissements. Il cessa de s'alimenter pendant 48 heures et ces phénomènes disparurent.

Nous l'avons examiné pour la première fois le 2 septembre 1905, le malade est d'une taille élevée, il est pâle, amaigri et se plaint d'essoufflement au moindre effort ; il est obligé de s'arrêter pendant la marche et il éprouve les plus grandes difficultés pour venir à la consultation.

Il tousse chaque matin, et expectore des crachats souvent fétides ; l'examen du thorax ne décèle aucune lésion pulmonaire. Les côtes se dessinent fortement sous la peau, ce qui fait un contraste frappant avec le volume de l'ab-

domen. A la palpation du ventre on trouve immédiate-
ment un corps dur, volumineux dont on suit facilement
les contours et qui présente une encoche au-dessus de

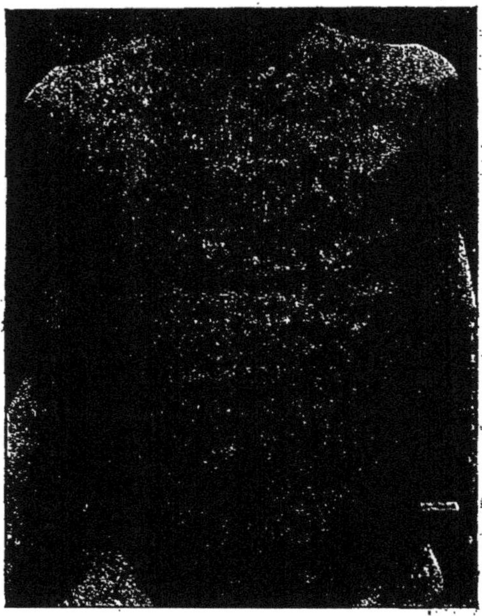

l'ombilic. Il est facile de reconnaître dans cette tumeur
la rate considérablement hypertrophiée.

Elle mesure environ 30 centimètres de haut en bas et
20 centimètres sur une ligne horizontale passant au niveau
de l'ombilic.

Le foie est hypertrophié et à gauche la matité hépa-
tique se confond avec la matité splénique. On trouve
23 centimètres sur une ligne horizontale et 14 suivant le

bord axillaire. Il y a un peu d'ascite et de l'œdème des membres inférieurs.

L'examen des urines pratiqué par M. Andouard a donné les résultats suivants :

Urine trouble, jaune, odeur normale, consistance fluide, réaction acide.

Densité a' + 15°.................	1.015
Résidu total à 100° par litre. . .	34. 85
Résidu minéral	12. 05
Urée . . . . , ...	11. 65
Glucose, ... , ...	néant.
Serine	Traces.
Mucine.	Traces notables.
Scatol . . . , ...	notable.
Rapport azoturique.	0.82

Sédiments

Acide urique libre.	abondant.
Leucocytes.	peu nombreux.
Epithélium vésical.	peu —
Cellules du bassinet.. . , ...	peu nombreuses.

Nous avons fait l'examen du sang de nombreuses fois : voici le résultat du premier examen (2 octobre 1905).

Globules rouges.	2.000.000
Globules blancs. . . . . , .	300.000

Il y a environ un globule blanc pour 7 globules rouges.

Richesse en oxyhémoglobine avec l'hématoscope de HÉNOCQUE environ 10 0/0,

Valeur globulaire. 1,7

Les globules blancs se répartissent ainsi :

Polynucléaires. 63.6
Myélocytes. 19.1
Grands mononucléaires. 4.3
Mononucléaires moyens. 9
Lymphocytes. . . . . , 1.6
Mastzellens 4

On trouve en outre : globules rouges nucléés. 1.5

Le traitement avait déjà été commencé et le malade avait subi trois séances de 2H5 et absorbé par conséquent 7H5 au moment de l'examen du sang.

A partir du 27 septembre le traitement a été suivi régulièrement à raison de deux séances par semaine. A chaque séance, on fait absorber seulement 2H5, les radiations employées répondant au n° 5 du radiochromomètre de Benoist.

A la suite de la cinquième séance, le malade a éprouvé une douleur dans le flanc gauche et, il a eu du melœna pendant trois jours.

25 octobre. — Le malade a éprouvé quelques palpitations la nuit, mais il n'est presque plus essoufflé, les digestions sont faciles, l'œdème des membres inférieurs a diminué.

8 novembre. — Amélioration très nette. Le malade marche rapidement, travaille un peu. Radiodermite au premier degré, la rougeur est surtout marquée autour de l'ombilic. On fait pénétrer les radiations en arrière sur la rate, par le côté sur le foie.

15 janvier 1906. — L'amélioration continue, plus

d'œdème des jambes ni d'ascite. Le malade a encore eu une hémorragie intestinale et un peu de radiodermite sur le ventre.

4 février. — Radiodermite en avant et au niveau des flancs, on est obligé de suspendre le traitement.

13 février. — La radiodermite a un peu diminué, on reprend les séances.

Peu à peu, le malade a éprouvé une amélioration considérable, il n'a plus de fièvre, plus d'essoufflement, il a engraissé. L'œdème des membres inférieurs et l'ascite ont disparu, la rate a commencé par devenir plus molle, puis elle a diminué d'environ six centimètres sur la longueur.

Les examens hématologiques nous ont donné les résultats suivants :

23 décembre 1905.

        Globules rouges 3.200.000
        Globules blancs. 200.000

Il y a un globule blanc pour 16 globules rouges. La richesse en oxyhémoglobine à l'hématoscope de HÉNOCQUE est environ 12 0/0.

        La valeur globulaire. 1.3

A l'examen du sang, on trouve des proportions sensiblement identiques à celles précédemment indiquées.

L'état du malade se maintient alors à peu près stationnaire, et l'examen du sang fournit à peu de chose près le même résultat qu'à la fin de 1905.

En février 1907, le malade est atteint de crises de diarrhée accompagnées de coliques intenses et de mélœna.

On note également de la rougeur et de l'œdème du scrotum. Le testicule gauche est notablement augmenté de volume ainsi que l'épididyme du même côté. Ce dernier symptôme existait déjà depuis longtemps et resta toujours dans le même état.

Des crises d'oppression apparaissent la nuit et le malade se plaint vivement de douleurs dans la jambe gauche.

Quelques mois après on note très aisément un œdème de la jambe gauche et l'on trouve sur la saphène interne elle-même, à la cuisse gauche, des nodosités. Le trajet autour de la veine est douloureux à la pression.

Les jours suivants des douleurs violentes éclatent dans tout le membre inférieur gauche et l'œdème de la cuisse et de la jambe est considérable.

En plusieurs points sur le trajet des veines à la cuisse et à la jambe on découvre des nodosités noirâtres très douloureuses à la pression. Une application d'onguent mercuriel belladoné est prescrite et produit une aggravation des douleurs. On remplace alors l'onguent mercuriel par de la vaseline boriquée avec enveloppement ouaté et l'on ordonne au malade le sirop thébaïque la nuit. Les résultats ne se font pas attendre et l'on assiste à une amélioration rapide.

En effet huit jours s'étaient à peine écoulés que l'on ne trouvait plus de douleurs, l'œdème était devenu à peine sensible, seules quelques nodosités noirâtres se remarquaient encore et restaient sensibles à la pression.

Deux jours après dans les mêmes conditions et avec des symptômes identiques, le membre inférieur droit se prend à son tour puis l'œdème et la douleur s'atténuent en quinze jours.

Mais au milieu de ces souffrances et de ces symptômes alarmants l'état général du malade devient très mauvais, c'est l'amaigrissement et la cachexie.

Le malade tousse et éprouve des accès de suffocation assez fréquents. A l'auscultation on perçoit quelques râles disséminés dans toute la poitrine et il finit par succomber dans les premiers jours d'avril.

⁂

Tels sont les faits et observations qui plaident en faveur de l'hypothèse de nature infectueuse de la leucémie.

S'agit-il donc vraiment d'une affectiou parasitaire ? A cette question et après avoir lu ce qui précède nous répondons volontiers avec le professeur DEBOVE : « *Il est bien possible que la leucémie soit parasitaire, en tout cas je n'engage personne à faire l'expérience qui consiste à s'injecter dans les veines du sang leucémique.* » (1)

A cette autre question : la bacille spécifique de l'infection existerait-il ? Nous ne saurions répondre d'une

____

(1) DEBOVE. La leucémie myélogène, *Gazette des Hôpitaux*, 5 septembre 1905, p. 1192.

façon plus catégorique, disons cependant que les résultats bactériologiques obtenus jusqu'à ce jour ne sembleraient pas, étant donné leur trop grande variété, en faveur de cette hypothèse. Ce ne sera que des recherches futures, aussi nombreuses qu'attentives, qui pourront dans l'avenir nous apporter une solution définitive à ces problèmes encore bien obscurs et nous terminerons volontiers ce chapitre par cette phrase de KELSCH et VAILLARD : « *Nous n'avons pas eu la prétention d'avoir découvert le mécanisme de la leucémie... Aussi produisons-nous ce fait uniquement à titre de contribution à la bactériologie de cette affection. Il n'a pas de valeur précise aujourd'hui, il trouvera peut-être sa place quand les recherches seront plus avancées.* »

Du Traitement

Si maintenant nous jetons un regard sur les effets
successifs tentés par la thérapeutique pour combattre la
leucémie et l'arrêter dans sa marche, sinon la faire rétro-
céder, nous sommes surpris des faibles résultats obtenus,
en comparaison du nombre de moyens employés.

La *chirurgie* elle-même a généreusement offert son
concours.

On a proposé et tenté l'extirpation des grosses rates,
mais alors les résultats furent plutôt désastreux. La leucémie n'était pas uniquement la maladie de la rate. Rien
ne disait clairement, du reste, si cette splénomégalie n'était
pas un phénomène secondaire. Notons, en passant, qu'un
échec dans ce mode de traitement ne fut jamais en oppo-
sition avec la nature infectieuse de cette maladie, et
pourrait, au contraire, plaider longuement en sa faveur.

La médecine s'adressa successivement au *phosphore*,
à l'*iode*, à la *quinine*, et les résultats ne furent pas plus
encourageants ; l'état des malades restait le même, et le
pronostic demeurait toujours sombre et fatal.

Il y a quelques années, des essais de sérums leucoly-
tiques et d'opothérapie ne donnèrent aucun résultat.

Seul, l'*arsenic* parut vouloir répondre aux espérances

de chacun. Sous son influence, l'état général des malades sembla devenir meilleur, mais les résultats furent plus apparents que réels et on ne nota aucune guérison.

Nombreuses furent néanmoins les formes sous lesquelles on administra ce médicament.

Liqueur de PEARSON, liqueur de FOWLER, cacodylate de soude furent successivement employés, et bientôt l'on accorda toutes les faveurs à ce dernier produit qui permettait d'administrer facilement le médicament et d'en faire prendre des doses assez élevées sans crainte d'accidents.

Enfin, au cours de nos recherches bibliographiques, nous avons eu l'occasion de lire une communication faite sur l'amélioration, par l'*atoxyl*, d'un cas de leucémie (1). De nombreux essais nous apprendrons sans doute qu'elle est la valeur réelle de cette nouvelle médication.

Mais le traitement de la leucémie semble se résumer actuellement, il faut l'avouer, dans l'application des *Rayons X* à ceux qui sont atteints de cette affection. Nous ne reviendrons pas ici sur les quelques considérations que nous avons exposées sur ce sujet dès le début de notre thèse, nous ne parlerons pas de la technique opératoire et nous ne chercherons même pas à expliquer les résultats cliniques et expérimentaux obtenus ; toutes ces questions ayant été fort bien traitées par BEAUJARD, dans sa thèse inaugurale inspirée par BECLÈRE en 1905 (2).

---

(1) Nº 83, mercredi 23 octobre 1907, *Bulletin médical.*
(2) BEAUJARD. (loc. cit.)

Nous dirons cependant que sous l'influence de ce traitement, l'état général des malades s'est toujours relevé,
que le nombre des leucocytes a diminué dans de notables
proportions, celui des globules rouges augmenté, enfin
que, dans maintes circonstances, les ganglions ont rétro-
cédé et que la rate a notablement diminué de volume, si
même elle n'est pas revenue à un volume sensiblement
normal.

Si, à ce sujet, nous écoutons Von Decastello et Kienbock (1) à l'étranger, voici ce que nous apprenons :

Après avoir observé 18 cas de leucémie, 10 de
myéloïdes, et 8 de lymphatiques, ces auteurs concluent
que dans 90 °/₀ des cas de leucémie myéloïde, il y a toujours une amélioration considérable, même si cette forme
est accompagnée d'une anémie grave, malheureusement,
la tendance à la récidive existe toujours, et quand cette
dernière survient, la radiothérapie n'agit plus. Le pronostic
dépend moins de la durée que de l'intensité de l'affection
Dans la leucémie lymphatique, on obtient également une
amélioration très sensible de l'état général, mais l'anémie
n'est pas influencée et le pronostic dépend du degré de
cette dernière. La marche de l'affection est donc ralentie,
la tendance à la récidive existe comme dans l'autre forme,
mais un peu atténuée , somme toute, le pronostic *quad
vitam* serait meilleur que dans la leucémie myéloïde.

Et de toute part, dans la littérature médicale française
et étrangère, nous lisons des notes et communications

---

(1) La radiothérapie dans la leucémie, *Soc. méd. de Vienne, in semaine méd.*
19 juin 1907.

publiant des cas d'amélioration sinon de guérison : KIENBOCK (1), PROVINCIALI (2), LURASCHI (3).

Aussi ne soyons pas surpris de cette phrase de BELOT (4), du laboratoire BÉCLÈRE : « *La radiothérapie constitue la médication spécifique des leucémies ; plus favorables dans les formes myéloïdes, les résultats sont cependant très encourageants dans la leucémie lymphatique... Il faudra, dans l'avenir, pratiquer l'examen du sang comme on pratique l'examen des urines, de façon à soumettre à la radiothérapie, dès le début de leur affection, les malades qui présenteront une modification de leur formule sanguine* » ; et de cette autre de BARJON (5), de Lyon : « *Il n'en est pas moins vrai que cette méthode de traitement a donné des résultats palpables, indéniables, matériellement constatés par la clinique et le laboratoire. Dans quelques cas, ces résultats ont pu être qualifiés de merveilleux. Il est certain qu'aucune autre méthode, actuellement connue, n'a donné des améliorations comparables... car elle est la seule qui soit assez puissante pour imprimer une allure favorable à la marche progressive et fatale de la leucémie...* »

---

(1) KIENBOCK. Un cas de leucémie lymphatique guéri par la radiothérapie, *Revue de thérapeutique médico-chirurgicale*, 15 avril 1907.

(2) PROVINCIALI. Sur l'efficacité des Rayons de Rœntgen dans les états leucémiques, *Clinica moderna*, 22 mai 1907.

(3) LURASCHI, de Milan. Un cas assez intéressant de leucémie guéri par les rayons X et suivi, pendant 2 ans, IIIe Congrès international de Milan, 1906.

(4) BELOT. *Congrès de Lyon*, 2-7 août 1906. Les rayons de Rœntgen et les affections des organes hématopoïétiques. Leucémie et pseudo-leucémies.

(5) BARJON. *Congrès de Lyon*, 2-7 août 1906, influence des rayons de Rœntgen sur le sang et les organes hématopoïétiques.

Ces résultats si incomplets soient-ils, doivent cependant être un vif encouragement à persévérer dans cette voie, à étudier ce mode de traitement, à le perfectionner si possible pour en retirer tous les fruits désirables ; et ce serait commettre une lourde faute que de priver un malade des bons effets que cette médication peut avoir sur son état et du soulagement considérable que tout au moins, d'une façon générale, il peut certainement lui procurer.

Du reste, ce mode de traitement n'est-il pas en accord absolu avec les diverses théories que l'on a formulées sur la nature de la leucémie !

Pourquoi sur la leucémie cancer, soit du sang, soit des organes hématopoïétiques, les rayons X n'auraient-ils pas une heureuse influence ! Ne traite-t-on pas avec succès les épithéliums cutanés par ces mêmes rayons et le chirurgien qui vient d'extirper un cancer profond, du sein par exemple, à l'un de ses malades, ne se fait-il pas toujours un devoir de l'envoyer à la radiothérapie pour parfaire l'œuvre qu'il a si bien commencée et en tout cas pour prévenir une récidive toujours possible !

Dans l'hypothèse de leucémie, maladie infectieuse, pourquoi devrions-nous rejeter ce même traitement. Rien en effet, ne paraît contradictoire dans ces deux idées, et quand bien même, les résultats seraient encore là et bien difficilement oubliables.

CONCLUSIONS

Si maintenant nous voulons résumer notre travail nous dirons que : la nature infectieuse de la leucémie bien qu'imparfaitement établie, semble cependant s'appuyer sur des bases sérieuses : en effet, les connexions intimes qui l'unissent à d'autres maladies voisines où l'on admet, plus volontiers et retrouve plus facilement l'infection (telle la lymphadénie par exemple), la forme aiguë qu'elle peut revêtir, son début à la suite ou au cours d'une maladie infectieuse, telles que la tuberculose, la syphilis, l'impaludisme, la fièvre typhoïde, (1) etc.., et parfois consécutif à un écoulement du nez, des oreilles, à une furonculose, une grippe, etc... Sa marche fébrile avec une température variant de 38° à 39°5, et nombre de ses symptômes principaux, tels que l'albuminurie, les hémorragies, indiquent une intoxication réelle et profonde de l'organisme et semblent plaider en faveur de cette hypothèse.

N'oublions pas aussi que depuis ARNSPERGER le récit d'une véritable épidémie de cette maladie occupe une page, non des moins importantes de son histoire et que parfois nous l'avons encore trouvée chez plusieurs membres d'une même famille.

Enfin les recherches bactériologiques qu'elle a suscitées

____

(1) DIEULAFOY. Path. Int. T. IV. Page 551.

et dont quelques-unes ont été couronnées de succès, la présence de bacilles, tels que le : staphylocoque, le streptocoque, le pneumocoque, le colibacille (1), le coccobacille, dans le sang et les organes des malades frappés de cette affection, viennent encore apporter un témoignage bien sérieux à la probabilité, voire même à la vérification de cette hypothèse.

Pour notre part, nous avons examiné trois fois le sang d'un malade atteint de leucémie splénique myélogène et à chaque examen nous avons trouvé d'une façon constante un tétragène doré pathogène.

Cependant, des travaux plus nombreux, dirigés dans ce sens, seraient à souhaiter encore, qui viendraient définitivement donner une solution indiscutable à cet intéressant problème et nous dire si un bacille, spécifique même, existe réellement.

Quoi qu'il en soit, à côté de l'arsenic, un traitement reste et s'impose : la radiothérapie, qui permet de ralentir cette terrible maladie dans sa course, sinon de la juguler.

Les rayons de Rœntgen ont en effet fait leurs preuves dans les formes chroniques où personne, tant en France qu'à l'étranger, ne leur conteste leur réelle influence.

Dans les formes aiguës ils n'ont pas le temps d'agir.

Quant aux doses à faire absorber, disons qu'il nous semble préférable d'employer de petites doses chaque semaine afin d'éviter toute radiodermite qui, infailliblement aménerait, si elle se produisait, un arrêt fâcheux dans le traitement.

---

(1) Rudler. *Thèse*, Lyon 1895. La lymphadénie, maladie infectieuse.

Or, il paraît indispensable de ne pas interrompre trop longtemps ce traitement ; le malade dont nous avons publié l'observation était resté depuis longtemps sans recevoir de Rayons X quand il a été atteint de phlébite et a présenté une augmentation considérable de gravité dans les symptômes de sa maladie.

Et nous ne pouvons mieux faire, croyons-nous, en terminant cette étude que de former les vœux les plus vifs pour le perfectionnement de cette méthode de traitement qui, bien que jeune encore, a déjà donné des résultats aussi satisfaisants et nous ne voulons pas douter que dans un avenir prochain, grâce aux rayons X, nous ne puissions lire des observations complètes de cas de leucocythémie parfaitement guéris.

BIBLIOGRAPHIE

ARNSPERGER. — *Munch. Med. Wochens.*, 3 janvier 1905.

BALDWIN et WIDLER. — A case of Leukœmia combined with pulmonary tub. *Am. journ. of the med. sc.*, juin 1899, p. 656-663.

BARD. — *Lyon médical*, 1888, p. 240.

BEAUJARD. — La radiothérapie dans les leucémies. *Thèse*, Paris, 21 juillet 1905.

BÉCLÈRE. — La radiothérapie, médication spécifique des lymphadénies et des leucémies. *Arch. d'élect. med.*, p. 169, 10 juil. 1905.

BENJAMIN et SLUKA. — La leucémie dans l'enfance. *Jahrbuch. f. Kinderheilkunde*, 1907, n° supp., p. 253-299.

BENNETT (J.-H.). — *Edimburgh Med. and. Surg. journ.*, 1845, vol. LXIV, p. 400.

BIANCHI. — *Rif. med.*, 8 avril 1899.

BIENNER. — Société de méd. berlinoise, séance du 17 juillet 1907.

BOINET. — Congrès de Paris, 1900.

BRISSAUD, PINARD, RECLUS. — Pratique médico-chirurgicale, t. IV, p. 98-110, 1907 article sur la Leucémie.

BONFILS. — Réflexions sur un cas d'hypertrophie ganglionnaire généralisée, Soc. méd. d'obs. de Paris, 1856.

BARJON. — Influence des rayons de Rœntgen sur le sang et les organes hématopoïétiques. Congrès de Lyon, 2-7 août 1906.

BELOT. — Les rayons de Rœntgen et les affections des organes hématopoïétiques, leucémies et pseudo-leucémies. Congrès de Lyon, 2-7 août 1906.

CHANDELUX. — Lymphadénie infectieuse avec périodes fébriles. *Province médicale*, 1er avril 1899.

COSSY. — Mémoire pour servir à l'histoire de l'hypertrophie simple plus ou moins généralisée des ganglions lymphatiques dans la leucémie. *Echo méd.*, t. V, Neufchâtel, 1861.

DEBOVE. — La leucémie myélogène et son traitement. *Gazette des Hôpitaux*, 5 septembre 1905, p. 1191.

DELACROIX. — Contribution à l'étude clinique de la leucémie aiguë lymphatique. *Thèse* Paris, 9 février 1905.

DELBET. — Cliniques chirurgicales, Hôpital de la Charité. *Semaine médicale* du 13 septembre 1893.

DELBET. — Note présentée en juin 1895 à l'Académie des Sciences.

DIEULAFOY. — Pathologie int. Tome IV. Pages 549 à 552.

ELSNER (H.-L.) et WILLIAM GROAT. — Speln myel. leuk. with pulm. tub. *Am. journ. of med. sc.*, 1901, t. CXXI, p. 271-281.

GILBERT et WEILL. — *Arch. de médecine expérim.*, t. XI, p. 157-225, 1899.

GUILLERMET. — De l'adénie, sa nature infectieuse. *Thèse*, Lyon, 1890.

HEWELKA. — Cronika le Kars'ka, 1889.

HIRSCHFELD et E. TOBIAS. — Zur Kentnniss der myel. leuk. *Deut. med. woch.*, XXXII, p. 623, 19 avril 1906.

JACCOUD. — Cliniques de Lariboisière, 1873.

JAKSCH. — Centralbl. f. Gyn., 1898, n° 26.

JEANSELME et E. WEILL. — *Presse médicale*, 1904, samedi 24 février.

JAWEIN. — Cause de la splénomégalie aiguë dans les intoxications et les infections. *Journal de physiol.*, mars 1900.

JOUSSET (André). — Recherches cliniques, anatomiques et expérimentales portant sur 7 cas de leucémie myélogène. Société méd. des Hôp., 9 juin 1905.

KELSCH et VAILLARD. — Annales de l'Institut Pasteur, t. IV. n° 5, 1890.

KIENBOCK. — La radiothérapie dans la leucémie. Soc. méd. de Vienne, in *Semaine médicale*, 19 juin 1907.

LAUNOIS et E. WEILL. — *Presse médicale*, 15 octobre 1907, n° 83, p. 672.

LIFFRAN. — Contribution à l'étude de la leucocythémie aiguë. *Thèse*, Bordeaux 1893.

LOWIT. — Centralbl. f. Bakter, XXV, n° 819, p. 273-274.

LOWIT. — Centralbl. f. Bakter, 1905, 28 juillet. Bd. 39 original H. III, page 274.

LURASCHI (de Milan). — Un crs assez intéressant de leucémie guéri par les rayons X et suivi pendant deux ans. IIIe congrès international de Milan 1906.

LUZET. — Etude sur les anémies de la première enfance et sur l'anémie infantile pseudo-leucémique. *Thèse*, Paris, 1891.

KIENBOCK. — Un cas de leucémie lymphatique guéri par la radiothérapie *Revue de thérapeutique médico-chirurgicale*, 15 août 1907.

MENETRIER et AUBERTIN. — La leucémie myéloïde, p. 12.146 et 24.

NABARRO. — Spleno-myelogénic-leucocyth., subseq. to an attack malarial fever. *Brit. med. journ.*, 16 février 1900, malarial fever. *Brit. med. journ.*, 16 février 1900, p. 398.

OBRASTZOW. — Zwei falle von acute Leukœmie. *Deut. med. Woch.*, 1890, p. 1150.

PAWLOSKI. — *Deut. med. Woch.*, 1892, p. 641.

POLLMANN. — Ein Fall. von leukœmie bein. Neugeborenen. *Munch. med. Woch.*, 11 janvier 1898.

PROVINCIALI. — Sur l'efficacité des rayons de Rœntgen dans les états leucémiques. Clinica moderna 22 mai 1907.

PUSEY. — *Journ. of. Am. med. assoc.*, 12 avril 1902.

RIST et RIBARDEAU-DUMAS. — La leucémie aiguë. *Presse médicale*, 2 avril 1904, n° 27.

ROGER et F. TREMOLLIÈRES. — Le tétragène en pathologie (Soc. méd. des hôpitaux, 25 janvier 1906.

ROUX et LANNOIS. — *Lyon médical*, 24 août 1890, p. 584.

Rudler. — La lymphadénie maladie infectieuse. *Th.*, *Lyon*, 1895.

Sanger. — Genellschaft. f. geburt shilfe, im Leipzig 1881, d'après Central. f. Gyn., 1881, L. 371.

Senn. — *New-York Med. journ.*, 18 avril 1903.

Senn. — *Med., Rec.*, 22 août 1903.

Siefart. — Œdème du placenta et leucémie fœtale. *Monat. f. Geb. u. Gyn.*, 1898, vol. 8, n° 3, p. 21.

Stuhl. — Lues congenita im Bild Lymphatischer Leukœmie bei einem Neugeborenen. *Deut. med. Woch.*, xxxii, p. 623, 19 a.v. 1906.

Triboulet et Delacroix. — Soc. med. des Hôp., 24 mai 1901, p. 521.

Triboulet et Lippmann. — Soc. med. des Hôp., 6 décembre 1901, p. 1257.

Turk. W. — Beïtrage zur pathologischen anatomie und allgem. *path.*, 1901 p. 371-412.

Turk. W. — Zur œtiolo. der. Lymph. Leuk. *Berlin. Klin. Woch.* 23 septembre 1901, p. 965.

Virchow. — Froriep's Notizen, 1845, n° 780.

Weill. — *Lyon médical*, 1906, n° 14, p. 709.

TABLE DES MATIÈRES